AF635322

Ratgeber Tics

Ratgeber Kinder- und Jugendpsychotherapie
Band 13

Ratgeber Tics

Prof. Dr. Manfred Döpfner, Prof. Dr. Veit Roessner,
Dr. Katrin Woitecki, Prof. Dr. Aribert Rothenberger

Manfred Döpfner
Veit Roessner
Katrin Woitecki
Aribert Rothenberger

Ratgeber Tics

Informationen für Betroffene, Eltern, Lehrkräfte und weitere Bezugspersonen

2., aktualisierte Auflage

hogrefe

Prof. (em.) Dr., Dipl.-Psych. Manfred Döpfner, geb. 1955. 1989–2021 Leitender Psychologe an der Klinik für Kinder- und Jugendpsychiatrie und Psychotherapie der Universität zu Köln und dort Professor für Psychotherapie in der Kinder- und Jugendpsychiatrie. Leiter des Ausbildungsinstituts für Kinder- und Jugendlichenpsychotherapie (AKiP).

Prof. Dr. med. Veit Roessner, geb. 1973. Seit 2009 Ärztlicher Direktor der Klinik und Poliklinik für Kinder- und Jugendpsychiatrie und -psychotherapie am Universitätsklinikum Carl Gustav Carus der TU Dresden.

Dr., Dipl.-Psych. Katrin Woitecki, geb. 1981. Leitung der Psychotherapie-Ambulanz am Ausbildungsinstitut für Kinder- und Jugendlichenpsychotherapie (AKiP) an der Universitätsklinik Köln.

Prof. (em.) Dr. med. Aribert Rothenberger, geb. 1944. 1994–2017 Ärztlicher Direktor der Klinik für Kinder- und Jugendpsychiatrie und Psychotherapie der Universitätsmedizin Göttingen.

Bibliografische Information der Deutschen Nationalbibliothek
Die Deutsche Nationalbibliothek verzeichnet diese Publikation in der Deutschen Nationalbibliografie; detaillierte bibliografische Daten sind im Internet über http://dnb.dnb.de abrufbar.

Hogrefe Verlag GmbH & Co. KG
Merkelstraße 3
37085 Göttingen
Deutschland
Tel. +49 551 999 50 0
Fax +49 551 999 50 111
info@hogrefe.de
www.hogrefe.de

Umschlagabbildung: © Daniel Koebe stock.adobe.com / Corbis via Getty Images
Illustrationen: Klaus Gehrmann, Freiburg; www.klausgehrmann.net
Satz: Franziska Stolz, Hogrefe Verlag GmbH & Co. KG, Göttingen
Druck: mediaprint solutions GmbH, Paderborn
Printed in Germany
Auf säurefreiem Papier gedruckt

2., aktualisierte Auflage 2024

(E-Book-ISBN [PDF] 978-3-8409-3245-8; E-Book-ISBN [EPUB] 978-3-8444-3245-9)
ISBN 978-3-8017-3245-5
https://doi.org/10.1026/03245-000

Zielsetzung dieses Ratgebers

Dieser Ratgeber gibt eine knappe Übersicht über die Erscheinungsformen, die Ursachen, den Verlauf und die Behandlungsmöglichkeiten von Tic-Störungen. Wir möchten damit Eltern, Erzieherinnen und Erziehern sowie Lehrkräften eine erste Orientierung geben, wenn sie mit dieser Problematik in der Familie oder im Beruf konfrontiert werden.

Außerdem wollen wir auch Jugendlichen, die an dieser Problematik leiden, Informationen und Hilfestellungen an die Hand geben. Für diese Lesergruppe enthält der Ratgeber Hinweise über die Ursachen von Tic-Störungen und wie in der Familie, in der Schule oder im Kindergarten mit dieser Problematik besser umgegangen werden kann.

Dieser Ratgeber ist Bestandteil der Reihe Leitfaden Kinder- und Jugendpsychotherapie und soll den entsprechenden Band unserer Autorengruppe (Döpfner, Roessner, Woitecki & Rothenberger, 2010) ergänzen, der sich hauptsächlich an Fachleute richtet.

Köln, Dresden und Göttingen,
im Januar 2024

Manfred Döpfner,
Veit Roessner,
Katrin Woitecki und
Aribert Rothenberger

Inhaltsverzeichnis

1 Kennen Sie das?

Seit einiger Zeit zwinkert der achtjährige *Tim* immer wieder mit den Augen. Auf Nachfrage der Eltern sagt er, dass diese so jucken würden. Die Eltern gehen daraufhin mit Tim zum Augenarzt. Dieser kann jedoch nichts feststellen und schickt die Eltern wieder nach Hause. Das Augenzwinkern nimmt aber nicht ab, stattdessen fängt Tim an, den Kopf immer wieder zur Seite zu rucken. Die Mutter vermutet, dass ihm der Pony ins Gesicht kommt und geht mit ihm zum Frisör. Doch auch das Kopfrucken wird nicht weniger. Hier und da bemerken die Eltern nun, dass Tim immer wieder kleine Geräusche von sich gibt. In der Schule bekommt Tim einen Klassenbucheintrag, als die Lehrerin ihn ertappt, wie er hinter ihrem Rücken Grimassen schneidet. Die Eltern sind ratlos.

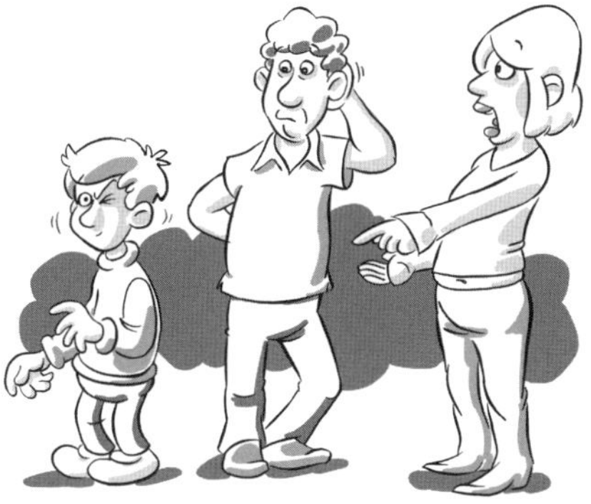

© Klaus Gehrmann

Jegliche Aufforderung, das Zucken sein zu lassen, führt dazu, dass Tim immer wieder entnervt reagiert und es zu Auseinandersetzungen kommt. Tim beteuert immer wieder, es nicht absichtlich zu machen, und auch, dass er das Zucken und Grimassieren gar nicht unterdrücken könne. Die Eltern jedoch werden den Verdacht nicht los, dass er es vor allem in ihrem Beisein macht, da sie davon nichts bemerken, wenn er mit den Freunden spielt. Die Eltern fragen sich: Was macht Tim da bloß?

Marco ist dreizehn Jahre alt und wirkt in letzter Zeit sehr unruhig. Immer wieder zieht er seine Schulter hoch und klagt häufig über Kopfschmerzen. Auch wiederholt er immer wieder die Worte „jaja" selbst in Situationen, in denen sie gar nicht passen. Die Eltern wollen immer wieder von Marco wissen, was er da macht und warum. Die ganze Fragerei nervt ihn sehr und am liebsten möchte er in Ruhe gelassen werden. Wenn er das Ganze doch nur sein lassen könnte. Manchmal denkt er, er werde noch verrückt. Der Körper macht einfach, was er will! Marco ist das Ganze sehr unangenehm. Seit einigen Tagen möchte er auch nicht mehr zum Fußball gehen, was sonst seine Leidenschaft war. Verabredungen sagt er immer häufiger ab und die Eltern machen sich große Sorgen, was mit ihrem Sohn los ist. Vor vielen Jahren hatte Marco schon einmal eine ähnliche Phase, in der solche Zuckungen aufgetreten sind. Diese war aber von alleine nach etwa zwei Monaten vorübergegangen und keiner hatte sich damals darum gekümmert. Marco waren die Bewegungen und Worte auch damals gar nicht weiter aufgefallen. Es störte ihn und seine Eltern eigentlich kaum. Jetzt hingegen merken die Eltern, dass Marco sich mehr und mehr zurückzieht und zunehmend traurig wird. Sie fragen sich, wie sie ihm helfen können.

Wenn Kinder immer wieder solche plötzlichen, kurz andauernden Bewegungen machen oder Laute ausstoßen, sind alle erst einmal irritiert und wissen nicht, was das Kind da eigentlich macht. Auch die betroffenen Kinder und Jugendlichen wissen nicht, was mit ihnen passiert. Sie finden diese Verhaltensweisen sehr lästig und unangenehm, weil der Körper einfach etwas macht, worauf sie keinen Einfluss haben. Außerdem sieht es komisch aus und die Kinder oder Jugendlichen merken schnell, dass andere irritiert oder belustigt reagieren und sie selbst fühlen sich dadurch noch unwohler.

So entstehen viele Fragen, die wir im Weiteren versuchen wollen zu klären, um damit die Unsicherheit zu reduzieren und Hilfe anzubieten.

2 Woran lassen sich Tics erkennen?

Der Begriff Tic stammt aus dem Französischen und hat mit dem umgangssprachlichen Wort „Tick“ (im Sinne von „jemand tickt nicht richtig“ oder „hat eine Marotte“) nichts gemeinsam.

Merke

Bei den Tics handelt es sich um unwillkürliche, rasche, meistens plötzlich einschießende und mitunter sehr heftige Bewegungen oder auch Lautäußerungen, die in unregelmäßigen Abständen immer wieder in gleicher Weise einzeln oder auch serienartig auftreten können. Es werden motorische und vokale Tics unterschieden.

Tabelle 1 gibt eine Übersicht über die häufigsten motorischen und vokalen Tics.

Tabelle 1: Häufige motorische und vokale Tics

Motorische Tics	Vokale Tics
• Augenzwinkern • Augenrollen • Gesicht verziehen • Kopfrucken • Schulterzucken • Zuckungen im Brust- oder Beckenbereich • Zuckungen im Bauchbereich • Arm- oder Handbewegungen • Bein- oder Fußbewegungen	• Husten • Räuspern • Schniefen • Pfeifgeräusche • Grunzgeräusche • Bellen/Quieken • Silben ausstoßen • Worte ausstoßen • Schreie ausstoßen

2.1 Motorische Tics

Motorische Tics sind weitgehend unwillkürlich eintretende, plötzliche Muskelzuckungen und Bewegungen. Am häufigsten kommen sie im Gesicht und am Kopf vor – beispielsweise als Blinzeln, Grimassieren, Augenverdrehen oder Kopfrucken. Häufig sind motorische Tics auch an den Schultern und Armen (z. B. Hochziehen der Schultern, Schleudern des Armes, Verkrampfen der Finger) zu beobachten. Seltener, aber nicht ungewöhnlich, sind motorische Tics am Rumpf und an den Beinen.

Man unterscheidet einfache und komplexe motorische Tics. Häufig sind einfache motorische Tics so gering ausgeprägt, dass sie als „Eigenart" oder „Nervosität" verkannt werden oder auch von anderen kaum wahrgenommen werden, beispielsweise beim Augenblinzeln. Komplexe motorische Tics sind beispielsweise Hüpfen, Springen, In-die-Hocke-Gehen oder bizarre Arm- und Rumpfbewegungen. In seltenen Fällen müssen die Betroffenen obszöne Gesten machen (sogenannte *Kopropraxie*) oder das nachahmen, was sie gerade gesehen haben (sogenannte *Echopraxie*) oder immer wieder etwas berühren (sogenanntes *Touching*).

2.2 Vokale Tics

Vokale Tics sind unwillkürliche Äußerungen von Lauten, Geräuschen, Worten oder Sätzen. Sie können ebenfalls als einfache vokale Tics, beispielsweise in Form von unwillkürlichem, immer wiederkehrendem Husten (ohne dass eine Erkältung vorliegt), Fiepen, Räuspern, Grunzen, lautem Ein- und Ausatmen, Schnauben oder Quieken sowie lautem Schreien auftreten. Bei den selteneren komplexen vokalen Tics werden auch einzelne Wörter oder Sätze ausgestoßen, die manchmal auch einen obszönen Inhalt haben (sogenannte *Koprolalie*). Selten müssen die Betroffenen das wiederholen, was sie gerade selbst gesagt haben (sogenannte *Palilalie*) oder was sie von anderen gehört haben (sogenannte *Echolalie*).

Manche Patienten mit einem Tic berichten (in der Regel erst ab dem 10. Lebensjahr) auch von einer Art „Druckgefühl" unmittelbar vor dem Tic.

2.3 Wann spricht man von einem Tourette-Syndrom?

Beim *Gilles-de-la-Tourette*-Syndrom (häufiger nur Tourette-Syndrom) müssen sowohl mehrere motorische Tics als auch mindestens ein vokaler Tic auftreten. Meist beginnt das Tourette-Syndrom mit einem isolierten motorischen Tic und es entwickeln sich im Verlauf weitere motorische und auch vokale Tics. Die motorischen und die vokalen Tics müssen für eine Diagnose nicht notwendigerweise gleichzeitig auftreten. Die Tics treten mehrfach am Tag (gewöhnlich in Serien), fast jeden Tag über einen Zeitraum von mindestens einem Jahr auf. Häufig wechseln die Tics hinsichtlich ihrer Art und Anzahl sowie in der Häufigkeit und Stärke ihres Auftretens. Die Tics können manchmal wochen- oder auch monatelang verschwinden, aber dann auch unvermutet wieder auftreten. Meist beginnt die Störung im Kindesalter, so gut wie immer aber vor dem achtzehnten Lebensjahr.

3 Welche weiteren Probleme treten häufig auch noch auf?

Manche Kinder entwickeln nur einzelne Tics und haben keine weiteren Probleme oder Schwierigkeiten. Viele Kinder und Jugendliche mit Tics haben jedoch noch weitere Auffälligkeiten, die nicht selten für den Betroffenen selbst oder für die unmittelbare Umgebung – auch in der Schule – das Hauptproblem darstellen.

Häufig zeigen Kinder mit Tics auch eine allgemeine *motorische Unruhe* sowie *Konzentrationsschwierigkeiten* und bringen angefangene Dinge nicht zu Ende. Sie können nicht gut zuhören, sind leicht ablenkbar und handeln, ohne zu überlegen. Ein stetiger und rascher Wechsel von einer Aktivität zur anderen, noch bevor die erste Aktivität beendet ist, und ein ausgeprägter Rededrang sind oft typisch. Bei vielen dieser Kinder und Jugendlichen sind diese Probleme so stark ausgeprägt, dass zusätzlich eine *Aufmerksamkeitsdefizit-/Hyperaktivitätsstörung (ADHS)* diagnostiziert wird. Häufig lassen sich diese Zeichen von Hyperaktivität, Impulsivität und Unaufmerksamkeit beobachten, bevor die ersten Tics auftreten (weitere Informationen siehe „Ratgeber ADHS", Döpfner et al., 2019).

Besonders bei Kindern und Jugendlichen, die längere Zeit unter ausgeprägten motorischen und vokalen Tics leiden, treten im Verlauf der Tic-Störung zusätzlich sogenannte *zwanghafte Verhaltensweisen* auf. Häufig müssen die Betroffenen etwas immer wieder kontrollieren oder eine Handlung dauernd wiederholen; sie zeigen eine extreme Ordnungsliebe oder stehen unter dem Zwang, immer wieder etwas zu zählen. Neben solchen Zwangshandlungen können auch Zwangsgedanken auftreten, das heißt bestimmte Ideen oder Gedanken drängen sich immer wieder auf und die Konzentration kann kaum auf andere Inhalte gelenkt werden.

Oftmals hat die betroffene Person ein Körpergefühl mit dem Bedürfnis, dass etwas immer und immer wieder getan werden muss, bis es „genau richtig" ist. Erst wenn sich dieses „Genau richtig"-Gefühl einstellt, kann die Wiederholung der Zwangshandlungen oder des Zwangsgedankens beendet werden. Zum Beispiel muss eine Tür „genau richtig" geschlossen, ein Gegenstand „genau richtig" berührt, eine an andere Personen gestellte Frage „genau richtig“ beantwortet oder eine Geste oder ein Satz einer anderen Person „genau richtig“ nachgeahmt werden. Den Betroffenen fällt es schwer, dieses „Genau richtig“-Gefühl näher zu beschreiben. Es ist dabei nicht etwa so, dass objektiv ein „Fehler“ festzustellen wäre. Vielmehr wird ein Gefühl der inneren Befriedigung angestrebt.

Auch das Erledigen von Aufgaben in der Schule oder zu Hause kann durch derartige Zwangshandlungen erheblich gestört und verzögert werden, etwa wenn Buchstaben und Zahlen so lange geschrieben werden müssen, bis sie „genau richtig“ sind. Dies kann auch für eine Tic-Bewegung gelten. Es kann auch das Berühren von Dingen bedeuten, die zum Beispiel mit einer Hand und dann mit der anderen berührt werden müssen, um „die Dinge gleich zu machen“ oder „Symmetrie herzustellen“. Es kann auch sein, dass die betroffene Person wiederholt prüfen muss, ob der Herd ausgeschaltet ist, die Tür richtig geschlossen ist, oder dass sie mit dem Blick immer wieder Konturen entlangfahren muss. Kinder bitten manchmal ihre Eltern, einen Satz mehrfach zu wiederholen, bis er „richtig klingt“, oder Bettgeh-Situationen zu wiederholen, weil sie „nicht stimmen“. Im Fall des Perfektionismus muss der Betroffene seinen Drang in Bewegung umsetzen, bis ein gewisses Maß an Bewegung, an Perfektionismus, an Rückmeldung da ist, was diesen inneren Drang zufriedenstellt. Dann ist für einen Moment Ruhe. Wird diese Perfektion nicht gefunden, ist der Betroffene irritiert, wird innerlich unruhig, so dass wiederum andere ritualisierte Verhaltensweisen die Folge sein können (weitere Informationen siehe „Ratgeber Zwangsstörungen“, Goletz et al., 2020).

Emotionale Belastungen einschließlich *Ängstlichkeit, Depressivität* und *sozialer Rückzug* sind meist eine Folge der Tic-Symptomatik. Die Kinder und Jugendlichen können durch jahrelang anhaltende Tics so belastet sein, dass sie sich immer mehr zurückziehen und ein Gefühl der Ohnmacht entwickeln, weil sie offenbar nichts gegen diese Tics machen können. Negative Rückmeldungen aus der Familie oder von Freunden und Ausgrenzungen durch andere Gleichaltrige belasten diese Kinder und Jugendlichen oft zusätzlich. Es ist daher nicht verwunderlich, dass sich Traurigkeit, Niedergeschlagenheit, Lustlosigkeit, Rückzugsverhalten aber auch Einschlafschwierigkeiten entwickeln. Vielfach zieht sich die Ängstlichkeit aber auch schon durch das „Leben vor den Tics“ (z. B. Trennungsängstlichkeit bei der Verabschiedung im Kindergarten oder abends beim Einschlafen).

Aufgrund der Belastungen durch die Tics oder auch wegen zusätzlicher Aufmerksamkeitsprobleme und Impulsivität entwickeln manche Kinder *Lernschwierigkeiten*. Andere haben ausgeprägte Lese- und Rechtschreibstörungen oder auch Rechenstörungen, das heißt es fällt ihnen schwer, Lesen, Rechtschreiben oder Rechnen in der gleichen Geschwindigkeit, wie die Klassenkameraden zu lernen.

4 Wie verläuft die weitere Entwicklung?

Viele Kinder entwickeln Tics nur vorübergehend, für einige Wochen oder wenige Monate, bei anderen Kindern stellen solche zunächst als vorübergehend eingeschätzte Tics den Anfang einer längeren ungünstigen Entwicklung dar.

Tics zeichnen sich durch starke Spontanschwankungen aus, das heißt sie können mitunter für Tage, Wochen oder sogar Monate sehr stark abnehmen und sich dann wieder deutlich verstärken, ohne dass man einen genauen Grund erkennen kann. Manchmal können Tics unter freudiger oder ärgerlicher Erregung verstärkt werden. Tics wechseln auch in ihrer Erscheinungsform. Oft steht eine Art von Tics für eine gewisse Zeit im Vordergrund (z.B. ein Kopfrucken) und wird dann von anderen, neuen oder früher schon einmal aufgetretenen Tics abgelöst. Häufig treten Tics auch in verschiedenen Lebensbereichen unterschiedlich stark auf. Mitunter sind sie in der Familie sehr häufig zu beobachten, während sie in der Schule und in der Öffentlichkeit weniger intensiv auftreten.

Erste Tics können schon vor der Einschulung auftreten, oft um das siebte Lebensjahr herum. Wenn sie nicht innerhalb von Wochen oder wenigen Monaten von selbst verschwinden, dann haben sie mitunter die Tendenz im Laufe der Pubertät an Intensität zuzunehmen. Meist nehmen die Tics in dieser Zeit in einem schwankenden Verlauf zu und verstärken sich bis zum 12. oder 13. Lebensjahr. Häufig kommen neue Tics hinzu und andere bleiben aus. Meist treten motorische Tics vor den ersten vokalen Tics auf.

Der Übergang in die weiterführende Schule kann ebenfalls für einige Betroffene mit sehr viel Stress und begleitender Tic-Verstärkung verbunden sein. Tic-Symptome treten meist zu Beginn der Pubertät am ausgeprägtesten und am häufigsten auf. Im Alter zwischen dem 16. und 30. Lebensjahr lassen Tic-Symptome bei etwa 75% der Betroffenen nach. Es kommt zu selteneren und leichteren Tics und die individuellen Schwankungen werden etwas schwächer. Bei einigen Betroffenen verschwinden die Tics sogar vollständig. Wenige Personen müssen ein Leben lang mit sehr starken und häufigen Tics zurechtkommen.

5 Was sind die Ursachen?

Die Ursachen sind bisher nicht abschließend geklärt. Als sicher gilt aber, dass es sich in erster Linie um eine organische Erkrankung handelt und nicht um eine psychisch bedingte Störung. Dennoch können Umgebungsfaktoren (z.B. Stress) die Ausprägung beeinflussen. Meistens lassen sich andere Familienmitglieder finden, die Tics zeigen bzw. früher einmal hatten, oder es gibt andere Menschen in der Verwandtschaft mit Hinweisen auf zwanghaftes Verhalten, das heißt, vielfach spielt ein erblicher Risikofaktor eine gewisse Rolle.

Falls Sie selbst von einer Tic-Störung betroffen sein sollten, lässt sich daraus aber nicht der Verlauf der Tics bei Ihrem betroffenen Kind ableiten. Auch Schwierigkeiten während der Schwangerschaft und/oder Geburt werden mit Tics in Zusammenhang gebracht. Insgesamt sind die Erklärungsversuche im Einzelfall aber selten schlüssig und überzeugend. Sie sind auch für die Therapieplanung nicht so wichtig.

Wir wissen einiges über die Hirngebiete, in denen sich bei Patienten mit einer Tic-Störung Auffälligkeiten zeigen, und über die Stoffwechselvorgänge im Gehirn, die aus dem Gleichgewicht geraten sind. Die derzeitigen Forschungsergebnisse sprechen dafür, dass bei Betroffenen ein gestörter Stoffwechsel von zumindest einer chemischen Substanz im Gehirn vorliegt. Es handelt sich dabei um das Dopamin. Das ist ein sogenannter Neurotransmitter, ein Überträgerstoff in unserem Gehirn, der für die Informationsweiterleitung, etwa im Rahmen von Bewegungsprogrammen, wichtig ist (siehe Abbildung 1). Man vermutet, dass andere Neurotransmitter, zum Beispiel Serotonin, ebenfalls verändert sind und somit ein Ungleichgewicht der Botenstoffe im Gehirn (Dopamin-Überfunktion; Serotonin-Unterfunktion) vorliegt.

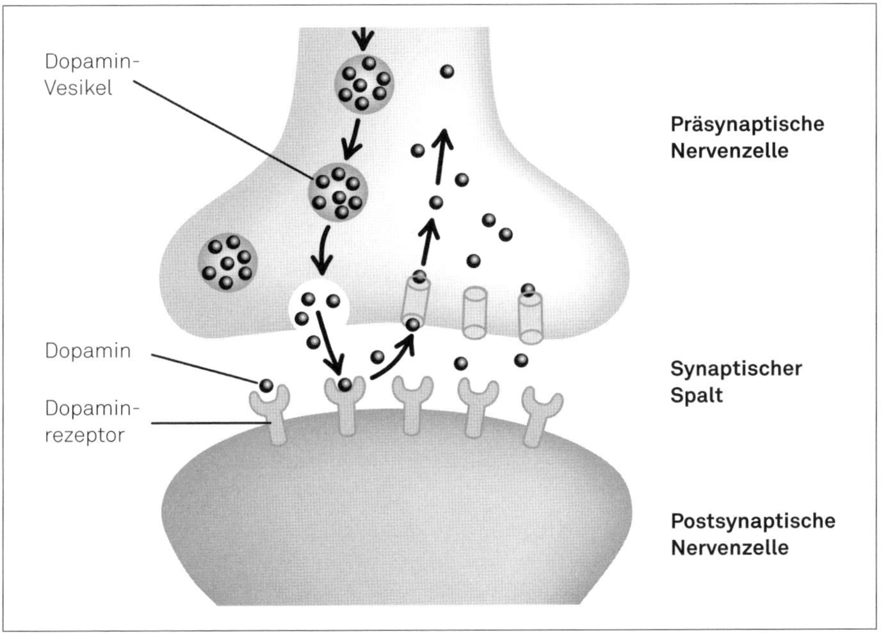

Abbildung 1: Signalübertragung durch Dopamin von einer Nervenzelle zur anderen. Dabei überwinden die Dompaminteilchen „schwimmend“ den synaptischen Spalt, der mit Flüssigkeit gefüllt ist, um den Empfangsstellen (Rezeptoren) mitzuteilen, worum es geht (z. B. eine Bewegung).

6 Was passiert im Gehirn, wenn ein Tic entsteht?

Eine bestimmte Ansammlung von Nervenzellen in unserem Gehirn, die sogenannten Basalganglien, ist wesentlich mitverantwortlich für die automatische Kontrolle von Bewegungen. Wenn diese automatische Bewegungskontrolle im motorischen Regelkreis des Gehirns aufgrund der oben genannten Störungen nicht ausreichend erfolgen kann, dann passiert es, dass eingeübte Bewegungsmuster sich in Form von Tics zeigen – zumal die „Bremskraft“ der motorischen Hirnrinde bei von einem Tic betroffenen Personen vermindert ist.

Will eine betroffene Person die Tics als Bewegungsmuster nicht zulassen, muss sie daher willentlich andere Bereiche ihres Gehirns, das heißt das Stirnhirn, einsetzen und aktivieren, um die mangelnde Kontrolle in den Basalganglien und der motorischen Hirnrinde auszugleichen („Umschaltung von Automatik auf Handbetrieb“). Diese „willentliche Unterdrückung eines Tics“ ist aber in der Regel nur für eine begrenzte Zeit (Minuten bis Stunden) möglich. Allerdings gibt es auch Hinweise darauf, dass zumindest bei einigen Betroffenen durch eine längere Einübung einer solchen willentlichen Unterdrückung die Tics auch für längere Zeit abnehmen können.

Auch ist zu beobachten, dass das Gehirn die Tics oft dann „ausbremst“, wenn die betroffene Person sich auf eine bestimmte Sache konzentriert. Daher kann es sein, dass ein motiviertes und zielgerichtet mitarbeitendes Kind in der Schule fast keine Tics zeigt, im familiären Umfeld aber reichlich.

Beim Vokal-Tic können bestimmte Muster von Lautäußerungen vom Gehirn nicht mehr gebremst werden. Selbst wenn die betroffene Person merkt, dass eine solche Lautäußerung „auf dem Weg ist“, kann sie sie nicht mehr stoppen.

7 Was kann man tun?

Bei Kindern, bei denen Tics über Monate hinweg auftreten, ist eine gute Diagnostik für die Behandlung sehr wichtig. Meist ist es von Vorteil, wenn medikamentöse und psychotherapeutische Behandlungen ineinandergreifen und zusammenarbeiten. Es ist wichtig, die Symptomatik vor allem dann möglichst früh zu behandeln, wenn die Symptome sehr ausgeprägt sind und die Möglichkeiten der selbstständigen Krankheitsbewältigung gering sind. Ansonsten muss man mit ungünstigen psychischen Folgen rechnen, die eine günstige Persönlichkeits- und Leistungsentwicklung des Kindes behindern können. Ein positiver Einfluss auf den weiteren Verlauf der Tics nach Ende einer Behandlung konnte bisher nicht nachgewiesen werden. Je älter die Kinder werden, desto mehr übernehmen sie Eigenverantwortung für sich, ihre Tics und ihre Therapie. So integrieren sie die Symptomatik mehr und mehr in ihre Gesamtentwicklung und können damit auskommen. Auch bei einer optimalen Behandlung können Tics nicht immer völlig zum Verschwinden gebracht werden. Deshalb ist es wichtig, mit den Kindern und den Eltern Möglichkeiten zur Bewältigung nicht ausreichend behandelbarer Tic-Symptome zu erarbeiten.

Im Wesentlichen lassen sich fünf Möglichkeiten der Hilfe voneinander abgrenzen, die in den folgenden Kapiteln beschrieben werden:

- Was können Eltern tun?
- Was können Kinder und Jugendliche selbst tun?
- Was können Lehrkräfte tun?
- Was können Ärztinnen und Ärzten bzw. Psychotherapeutinnen und Psychotherapeuten tun?
- Sind Medikamente hilfreich?
- Welche anderen Hilfen gibt es?

7.1 Was können Eltern tun?

Wenn Ihr Kind länger als vier bis sechs Monate Tic-Symptome zeigt, dann ist es wichtig, etwas zu unternehmen. Sie können das in die eigene Hand nehmen oder Sie können dazu die Hilfe von „Profis“ in Anspruch nehmen. Wenn

Sie die Hilfe eines Arztes oder eines Psychologen aufsuchen, dann wird dieser mit Ihnen gemeinsam überlegen, welche Schritte für Ihr Kind und Ihre Familie hilfreich wären. Leider lassen sich Tics bis heute nicht vollständig heilen. Ein Rückgang der Symptomatik sowie eine Minimierung begleitender Probleme ist aber sehr gut erreichbar, eine völlige Symptomfreiheit hingegen häufig nicht.

Im Folgenden möchten wir Ihnen anhand von neun Grundprinzipien zeigen, was Sie als Eltern tun können.

Neun Grundprinzipien für Eltern von Kindern mit Tics

1. Werten Sie die Tics nicht als persönlich gegen Sie gerichtet.
2. Beobachten Sie die Tics.
3. Versuchen Sie, Belastungen für Ihr Kind zu vermindern.
4. Fördern Sie die Stärken Ihres Kindes.
5. Stärken Sie die positive Beziehung zu Ihrem Kind.
6. Loben Sie Ihr Kind, wenn es seine Tics kontrollieren kann.
7. Unterstützen Sie Ihr Kind, selbstbewusst mit den Tics umzugehen.
8. Suchen Sie Kontakt zu anderen Betroffenen.
9. Tun Sie etwas für sich selbst.

1 **Werten Sie die Tics nicht als persönlich gegen Sie gerichtet.** Eltern sind durch die Tics ihrer Kinder häufig stark verunsichert. Ihr Kind zeigt ungewöhnliche Verhaltensweisen oder macht ungewöhnliche Geräusche, die auffallen und mitunter für die Umgebung sehr belastend sein können. Es ist daher sehr verständlich, wenn Eltern zunächst ihre Kinder bitten oder ermahnen, den Tic doch sein zu lassen. Eltern bemerken häufig, dass die Tic-Symptome zu Hause zunehmen und es dem Kind in der Öffentlichkeit durchaus gelingt, weniger Tics zu zeigen. Dies führt häufig dazu, dass Eltern die Tics als Angriff gegen sich selbst werten oder zumindest als einen Hinweis darauf, „dass das Kindes doch kann, wenn es nur will“. Mitunter werten Eltern dies auch als einen Hinweis, dass etwas in der Familie nicht stimmt. Dies kann zu Schuldzuschreibungen und einem angespannten familiären Klima führen und auch dazu, dass beim Kind das Gefühl verstärkt wird, bei der Kontrolle der Tics zu versagen.

Es ist daher besonders wichtig zu wissen, dass Kinder und Jugendliche es in manchen Situationen schaffen, die Tics zu unterdrücken, bzw. treten durch die Konzentration auf eine Aufgabe keine Tics auf. Dies gelingt bzw. passiert mitunter für ein paar Minuten bis hin zu einigen Stunden. In der Regel ist das Unterdrücken aber mit einer erhöhten Anstrengung verbunden, so dass die Kinder und Jugendlichen, beispielsweise wenn sie aus der Schule kommen, keine Kraft und Ausdauer mehr haben, die Tics zu unterdrücken. Der häusliche und familiäre Rahmen bietet einen geschützten Raum, in dem die Tics ausgelebt werden dürfen. Die Eltern können dies gemeinsam mit ihrem Kind/Jugendlichen thematisieren und sollten dies zunächst auch akzeptieren. Häufige und genervte Ermahnungen an das Kind, es doch jetzt endlich sein zu lassen, sind zwar sehr verständlich, helfen aber nicht und können sogar das Gegenteil bewirken.

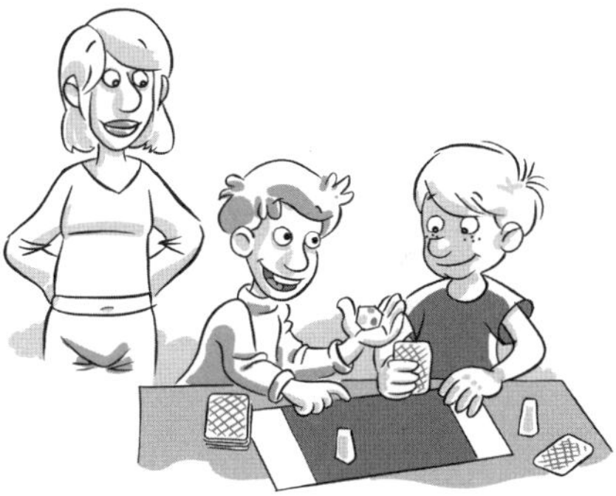

2 **Beobachten Sie die Tics.** Für die Diagnose und die Behandlung des Kindes ist es hilfreich, wenn die Eltern die Tics und ihren Verlauf genau beobachten. Es ist wichtig zu wissen, in welchen Situationen Tics mehr oder weniger stark ausgeprägt sind, ob es Schwankungen im Tagesverlauf oder im Wochenverlauf gibt, ob sich die Tics im Verlauf von Wochen und Monaten ändern, ob Zusammenhänge zwischen Tics und anderen Belastungen (z.B. Schule) erkennbar sind. Vergessen Sie dabei aber nicht, sich auch mit den anderen Eigenschaften Ihres Kindes zu befassen.

3 **Versuchen Sie, Belastungen für Ihr Kind zu vermindern.** Tics können unter Belastungen zunehmen, Tics lösen auch Belastungen aus und Belastungen können unabhängig von Tics bestehen. In jedem Fall ist es sinnvoll, Belastungen soweit wie möglich zu reduzieren. Mitunter können sich dadurch auch die Tics vermindern. Versuchen Sie daher, besondere Belastungen zu erkennen. Gibt es Situationen, die für Ihr Kind immer wieder stressig oder belastend sind? Gibt es besondere Be-

lastungen in der Schule? Wie sieht der Tagesablauf Ihres Kindes aus? Hetzt es von einem Termin zum nächsten oder gibt es Zeit zum Ausspannen? Gibt es Belastungen mit Gleichaltrigen? Ist es gut in die Klasse und in einen Freundeskreis integriert? Bestehen besondere Belastungen in der Familie?

Beobachten Sie verschiedene Situationen hinsichtlich der Belastungen für Ihr Kind kritisch und überlegen Sie dann – gegebenenfalls mit Ihrem Kind gemeinsam – wie sich solche Belastungen vermindern lassen.

Zusätzliche Verhaltensprobleme des Kindes (z.B. starke Impulsivität oder Unruhe) sind ebenfalls Belastungen. Eine Verminderung dieser zusätzlichen Probleme kann auch zur Verminderung der Tics beitragen. Weitere Ratgeber dieser Reihe, die Sie in der Literaturliste finden, können Ihnen dabei helfen, diese zusätzlichen Probleme zu reduzieren.

Eine Verminderung von Belastungen bedeutet jedoch nicht, dass Sie keine Anforderungen an Ihr Kind stellen dürfen. Sie sollten Ihr Kind grundsätzlich so behandeln wie jedes andere Kind, das keine Tics hat.

4 **Fördern Sie die Stärken Ihres Kindes.** Manchmal fällt es Eltern schwer, all die besonderen Stärken, Fähigkeiten und Fertigkeiten ihres Kindes bewusst wahrzunehmen, die es neben den Tics auch noch aufweist. Das ist verständlich, weil die Sorgen um die Tics mitunter den Blick einengen können. Allerdings können Sie die Probleme und Belastungen, die durch die Tics entstehen, mitunter schon verringern, indem Sie die Stärken Ihres Kindes ganz bewusst hervorkehren und Ihr Kind beispielsweise dabei unterstützen, seine Lieblingsaktivitäten oder seine besonderen Interessen weiterzuentwickeln. Sie stärken damit sein Selbstwertgefühl und Sie helfen ihm, schöne Zeit zu verbringen und manchmal können Sie schon damit die Tics günstig beeinflussen.

5 **Stärken Sie die positive Beziehung zu Ihrem Kind.** Die Tics Ihres Kindes sind sowohl für Sie selbst und die ganze Familie als auch für Ihr Kind belastend. Mitunter leidet darunter auch die Beziehung zwischen Ihnen und Ihrem Kind. Deswegen ist es sehr wichtig, dass Sie sich bemühen, die positiven Anteile in Ihrer Beziehung möglichst stark

zum Vorschein kommen zu lassen. Das ist einfacher gesagt als getan! Ein hilfreicher Weg dabei ist, dass Sie sich bewusst machen, was im Alltag ohne größere Probleme gelingt. Beachten Sie dabei bitte auch die Selbstverständlichkeiten. Denken Sie immer daran, dass Ihr Kind aufgrund der Tics vielen Belastungen ausgesetzt ist. Versuchen Sie also so häufig wie möglich, Ihrem Kind etwas Nettes zu sagen, ihm zu zeigen, worüber Sie sich freuen und dass Sie es mögen. Nehmen Sie sich auch immer wieder Zeit, mit Ihrem Kind zu spielen und andere angenehme Aktivitäten durchzuführen. Es geht dabei gar nicht darum, möglichst viel Zeit mit dem Kind zu verbringen, sondern mehr darum, möglichst häufig, wenn auch nur für Minuten, etwas Angenehmes zu erleben.

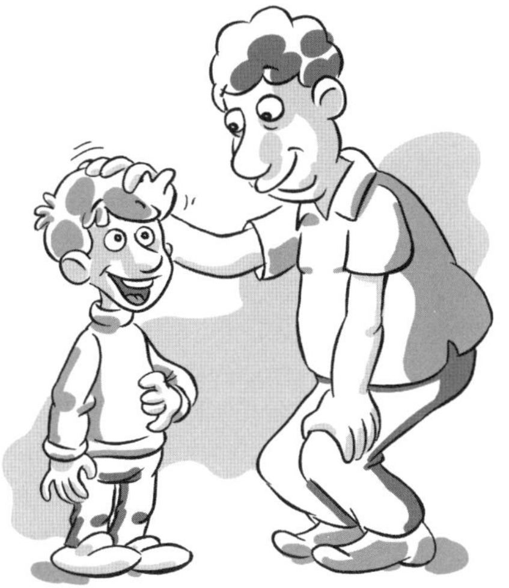

6 **Loben Sie Ihr Kind, wenn es seine Tics kontrollieren kann.** Die Tics zu kontrollieren, das heißt sie beispielsweise in bestimmten Situationen völlig zu unterdrücken oder sie in der Stärke abzumildern, erfordert sehr viel Kraft und Anstrengung von Ihrem Kind. Manchen Kindern gelingt das dennoch recht gut, anderen Kindern fällt es jedoch viel schwerer und es gibt auch Kinder, die ihre Tics überhaupt nicht kontrollieren können. Bei allen Kindern gibt es auch Phasen, in denen es ihnen leichter oder schwerer fällt, ihre Tics zu kontrollieren. Um die Anstrengungsbereitschaft Ihres Kindes zu unterstützen, sollten Sie Ihr Kind immer dann loben und positiv bestärken, wenn Sie erkennen, dass Ihr Kind die Tics zumindest teilweise kontrollieren kann oder es sich darum bemüht. Dabei sollten Sie aber unbedingt eine zu starke Fokussierung auf das Thema Tics vermeiden! Vermitteln Sie keine Erwartungshaltung, die zu Druck und Frustration beim Kind führen kann, wenn es die Tics in seinen Augen nicht Ihren Erwartungen entsprechend unterdrücken kann.

7 **Unterstützen Sie Ihr Kind, selbstbewusst mit den Tics umzugehen.** Überlegen Sie gemeinsam mit dem Kind, was es sagen kann, wenn es auf seine Tics angesprochen wird. Möchte das Kind lieber mit nahen Verwandten und Freunden selbst über die Tics sprechen oder braucht es möglicherweise Unterstützung von Ihnen. Überlegen Sie gemeinsam, wie man die Tics beschreiben kann und was Sie und das Kind davon anderen Personen erzählen wollen. Überlegen Sie mit dem Kind auch, wie es mit den Tics in der Schule umgehen kann, was Sie und/oder Ihr Kind den Lehrkräften mitteilen und wie es mit Klassenkameraden umgeht. Wenn die Tics in der Schule auftreten, dann sollten Sie die Klassenlehrerin oder den Klassenlehrer darüber informieren und mit ihr oder ihm gemeinsam besprechen, wie die Klasse informiert wird. Wir haben in diesem Ratgeber auch Grundprinzipien für Lehrkräfte zusammengestellt, die hilfreich sein können (siehe Kapitel 7.3). Generell ist es hilfreich, möglichst offen mit der Problematik umzugehen. Besprechen Sie auch mit Ihrem Kind, was es tun kann, wenn es von anderen Kindern gehänselt wird. Wir geben dazu einige Hinweise in den Grundprinzipien für Kinder und Jugendliche (siehe Kapitel 7.2).

8 **Suchen Sie Kontakt zu anderen Betroffenen.** Der Austausch mit anderen Betroffenen oder ihren Angehörigen und Bezugspersonen kann oft sehr hilfreich sein. Eltern können sich an Selbsthilfegruppen wenden oder aber Informationen über die Internetseiten *www.tourette-gesellschaft.de oder www.iv-ts.de* beziehen.

9 **Tun Sie etwas für sich selbst.** Tics können auch für Eltern und andere Bezugspersonen sehr belastend sein und Eltern brauchen viel Kraft, um ihrem Kind helfen zu können. Manche Eltern werden von Schuldgefühlen geplagt. Erlauben Sie sich, das Gefühl des „Genervtseins“ zuzulassen. Suchen Sie gezielt Freiräume für sich selbst und versuchen Sie, ticfreie Zeiten zu finden, indem Sie überlegen, was Sie für sich selbst tun können. Wechseln Sie sich mit Ihrem Partner oder Ihrer Partnerin oder anderen nahen Verwandten in den Aufgaben der Erziehung ab. Auf diese Weise können Sie wieder neue Kraft für Ihr Kind und seine Tics schöpfen. Nicht nur Sie profitieren davon, auch Ihr Kind wird merken, wenn Sie gelassener sein können.

7.2 Was können Kinder und Jugendliche selbst tun?

Dieses Kapitel wendet sich an Kinder und Jugendliche etwa ab dem Alter von zehn oder elf Jahren.

Dieser Ratgeber informiert über Schwierigkeiten, die Kinder und Jugendliche mit Tics haben. Auf den ersten Seiten dieses Ratgebers haben wir die Tics und die damit einhergehenden Probleme genauer beschrieben. Dieser Ratgeber gibt außerdem Eltern und Lehrkräften Hinweise, die helfen können, das Leben mit den Tics etwas zu erleichtern. Du kannst aber auch selbst einiges dazu tun. Je älter du wirst, umso wichtiger wird deine aktive Mitarbeit! Wenn die Tics sehr stark, häufig oder belastend sind, dann brauchst du die Unterstützung eines Profis, das heißt eines Arztes oder einer Ärztin, der bzw. die mit dir gemeinsam versucht, mithilfe von Medikamenten die Tics zu minimieren. Zudem kannst du mit Unterstützung eines Therapeuten oder einer Therapeutin lernen, gegen die Tics anzukämpfen. Wir geben dir im Folgenden einige Tipps, die schon vielen Kindern und Jugendlichen geholfen haben. Zugegebenermaßen ist es aber nicht immer so einfach, diese Tipps auch im Alltag umzusetzen. Da geht es dir übrigens nicht anders als deinen Eltern oder Lehrkräften. Vermutlich wird auch nicht alles, was wir dir hier empfehlen, für dich hilfreich sein. Du musst es einfach ausprobieren.

Sechs Tipps für Kinder und Jugendliche mit Tics

1. Verschaffe dir Klarheit über deine Tics.
2. In welchen Situationen sind deine Tics seltener und häufiger?
3. Versuche, deinen Stress zu vermindern.
4. Bemerkst du, wenn sich ein Tic anbahnt?
5. Versuche, deine Tics zu kontrollieren.
6. Lebe mit deinen Tics!

1 **Verschaffe dir Klarheit über deine Tics.** Viele Kinder und Jugendliche mit Tics wollen sich am liebsten gar nicht mit ihren Tics beschäftigen und es ist ihnen unangenehm, wenn Eltern oder andere vertraute Personen mit ihnen darüber reden wollen. Das ist verständlich! Wer will sich schon ständig mit seinen eigenen Problemen auseinandersetzen! Wir wollen dir hier einen Weg zeigen, der dir helfen kann, zumindest

ein bisschen die Tics zu kontrollieren und mit ihnen besser zurechtzukommen. Das bedeutet aber, dass du dich mit ihnen auseinandersetzen musst. Überlege dir möglichst genau, wie deine Tics aussehen. Versuche, die einzelnen Tics so genau wie möglich zu beschreiben. Wie laufen sie ab? Nimmst du alle deine Tics wahr? Gibt es Schwankungen im Tagesverlauf? Oder aber im Wochenverlauf? Treten neue Tics auf? Verschwinden alte? Du kannst auch einen Spiegel zu Hilfe nehmen, um den Tics auf die Spur zu kommen.

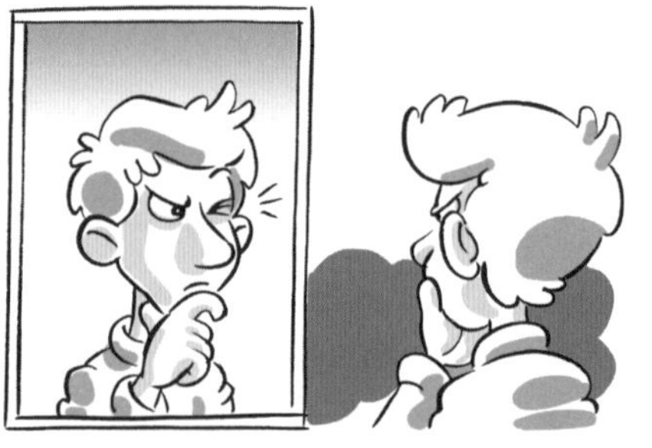

2 **In welchen Situationen sind deine Tics seltener und häufiger?** Überlege, in welchen Situationen deine Tics seltener und häufiger auftreten. Kannst du Gemeinsamkeiten für die Situationen finden? Häufig kommen Tics stärker in stressigen Situationen und weniger in entspannten Situationen vor. Überlege, wie du die stressigen Situationen anders gestalten kannst. Wenn deine Tics beispielsweise vor Klassenarbeiten stärker werden, solltest du versuchen, möglichst früh mit der Vorbereitung für die Klassenarbeit zu beginnen. Erstelle dir einen Lernplan und erledige jeden Tag kleine Häppchen, damit du nicht am Tag vor der Arbeit alles auf einmal machen musst. Versuche, Situationen, in denen deine Tics geringer sind, häufiger und gezielter selbst aufzusuchen. Wenn du beispielsweise bemerkst, dass die Tics weniger werden, wenn du Musik hörst, dann solltest du dir am Tag die Zeit nehmen, dich hinzusetzen und ein bisschen Musik zu hören.

3 **Versuche, deinen Stress zu vermindern.** Versuche, selbst für dich herauszufinden, welche Situationen für dich stressig sind. Prüfe, ob dein Stress mehr mit Schule, Klassenarbeiten, im Unterricht melden oder eher mit Freundinnen und Freunden oder Freizeitbeschäftigungen zu tun hat. Wenn du das herausgefunden hast, überlege selbst oder mit deinen Eltern oder Freundinnen und Freunden, wie du die Situationen ändern kannst, so dass sie für dich weniger stressig sind. Dies könnte etwa Nachhilfeunterricht sein oder frühzeitig damit zu begin-

nen, für eine Klassenarbeit zu lernen, sich weniger Termine unter der Woche vorzunehmen oder erst einmal eine Verschnaufpause nach dem Schulunterricht einzulegen.

4 **Bemerkst du, wenn sich ein Tic anbahnt?** Überprüfe, ob du es schaffst, die Tics vorher zu bemerken, ein sogenanntes Vorgefühl zu entdecken. Wie fühlt es sich an, kurz bevor ein Tic ausbricht? Wo spürst du ihn? Manche haben ein Kribbeln, Jucken oder sonst eine Anspannung an der Stelle, an der der Tic kommt. Probiere, ob du dir selbst ein kleines Zeichen geben kannst, kurz bevor der Tic kommt. Zum Beispiel, wenn du spürst, gleich kommt einer, denn es kribbelt am Hals, dass du schnell mit dem Finger schnippst, bevor der Tic kommt. So kannst du es schaffen, dass sich der Tic nicht mehr völlig unbemerkt einschleicht. Wenn du vorher nichts spürst, dann versuche einmal so lange wie möglich den Tic zu unterdrücken und darauf zu achten, wie sich das anfühlt und ob dann vielleicht ein Vorgefühl deutlich wird.

5 **Versuche, deine Tics zu kontrollieren.** Das ist leichter gesagt als getan! Dennoch können viele Kinder und Jugendliche zumindest manche Tics für eine gewisse Zeit kontrollieren. Das ist schon viel wert. Dann haben dich die Tics nämlich nicht völlig unter Kontrolle und du kannst bestimmte Situationen besser meistern. Es gibt verschiedene Möglichkeiten, Tics zu kontrollieren. Wenn du bemerkst, dass sich ein Tic anbahnt, dann kannst du möglicherweise etwas dagegen tun, dass er in dieser Situation durchbricht. Manche spannen bestimmte Muskeln an, andere wiederum machen eine kontrollierte Bewegung. Mitunter lassen sich damit auch die Tic-Impulse ganz abbauen, so dass für eine gewisse Zeit der Tic gar nicht mehr auftritt. Das alles ganz alleine zu schaffen, ist allerdings nicht so leicht. Vielleicht brauchst du dabei auch Unterstützung durch einen Therapeuten oder eine Therapeutin.

6 **Lebe mit deinen Tics!** Das ist kein Widerspruch zu unserem fünften Tipp. Versuche deine Tics soweit zu kontrollieren, wie es möglich ist, und lebe trotzdem mit deinen Tics, die du gegenwärtig nicht kontrollieren kannst. Die Tics sind ein Teil von dir und sie sollten dich nicht daran hindern, alles das zu machen, was andere Kinder und Jugendliche machen und genauso viel Spaß wie andere zu haben. Du musst

dich aber darauf vorbereiten, dass andere Personen irritiert sind, wenn sie deine Tics erstmals bemerken, möglicherweise machen sich manche sogar lustig darüber oder versuchen dich zu hänseln oder zu ärgern. Überlege dir deshalb, was du sagen kannst, wenn du auf deine Tics angesprochen wirst. Wenn dich jemand freundlich fragt, was du da machst, dann versuche möglichst ehrlich zu erzählen, was du über Tics weißt, dass sie einfach so kommen und du sie eben manchmal nicht kontrollieren kannst. Wenn dich jemand ärgern möchte, versuche dich zu wehren, oder es einfach zu ignorieren. Überlege gemeinsam mit deinen Eltern, deinem Lehrer oder deiner Lehrerin, wie ihr in der Klasse damit umgehen wollt.

7.3 Was können Lehrkräfte tun?

Da eine Tic-Störung meist um den Schuleintritt herum beginnt, wird mitunter die soziale und leistungsmäßig erhöhte Anforderung als Grund für das Entstehen der Bewegungsstörung und der zusätzlichen Auffälligkeiten gesehen, obwohl es dafür keine Belege gibt. Nicht nur deshalb ist es für Kind, Eltern und Lehrkräften eine große Herausforderung, diese Probleme zu erkennen und in einer passenden hilfreichen Art und Weise damit umzugehen, zumal Tics eher zu Hause als in der Schule auftreten. Zunächst sollte gemeinsam mit den Eltern besprochen werden, welche speziellen Symptome das Kind aufweist. Denken Sie jedoch daran, dass sich die Symptome oft verändern und kaum zu kontrollieren sind. Zudem ist es möglich, dass einzelne Symptome nur in der Schule und nicht zu Hause auftreten oder umgekehrt.

Neun Grundprinzipien für Lehrkräfte von Schülerinnen und Schülern mit Tics

1. Gehen Sie selbst möglichst unbefangen mit den Tics um.
2. Helfen Sie, dass die Schülerin bzw. der Schüler mit ihren bzw. seinen Tics von der Klasse akzeptiert wird.
3. Fördern Sie die Schülerin bzw. den Schüler entsprechend ihrer bzw. seiner Neigungen und Begabungen.
4. Ermöglichen Sie eine entspannte Lernatmosphäre.
5. Achten Sie auf zusätzliche Probleme.

6. Bieten Sie zusätzliche Hilfestellungen während des Unterrichts.
7. Ermöglichen Sie der Schülerin bzw. dem Schüler, wenn nötig den Unterricht zu verlassen.
8. Ermöglichen Sie der Schülerin bzw. dem Schüler, wenn nötig Klassenarbeiten in einem anderen Raum zu schreiben.
9. Unterstützen Sie die Schülerin bzw. den Schüler bei der Verbesserung der Selbstkontrolle.

1 **Gehen Sie selbst möglichst unbefangen mit den Tics um.** Machen Sie sich vertraut mit den Tics Ihrer Schülerin bzw. Ihres Schülers. Sprechen Sie mit ihr bzw. ihm und mit den Eltern über die Probleme, die daraus in der Schule entstehen können. Manche Tics können so heftig und bizarr sein, dass Sie zumindest anfangs davon irritiert oder erschrocken sind. Lassen Sie das Gefühl zu und vertrauen Sie darauf, dass Sie sich sehr schnell daran gewöhnen.

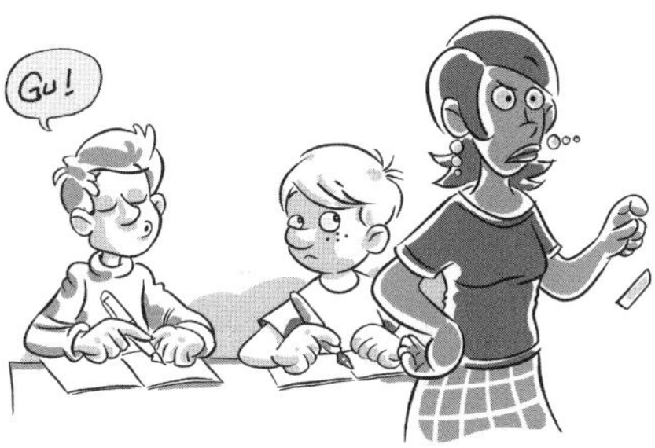

© Klaus Gehrmann

Mitunter kommt es vor, dass die Tics besonders dann auftreten, wenn Sie sich von der betroffenen Person wegdrehen. Dann ist es für sie am wenigsten peinlich. Sie sollten dies dann nicht als Beleg dafür nehmen, dass dies eine Clownerie hinter Ihrem Rücken ist. Für die Schülerin oder den Schüler bedeutet es eine enorme Anstrengung, die Tics zurückzuhalten und sie bzw. er fühlt sich zu Recht unfair behandelt, wenn sie bzw. er aufgrund der Tics mit Strafarbeiten oder einem Ausschluss vom Unterricht rechnen muss. Die Unterdrückung der Tics kann viel Konzentration erfordern, so dass für die Unterrichtsleistung nicht mehr genug übrigbleibt und das Kind aufmerksamkeitsgestört wirkt. Allerdings können sich auch Schülerinnen und Schüler mit Tics provozierend oder oppositionell verhalten und manchmal setzen sie dazu auch ihre Tics ein. In solchen Fällen sollten Sie die Schülerin bzw. den Schüler so behandeln, wie andere Schülerinnen und Schüler auch. Hier empfiehlt sich aber immer ein ausführliches Gespräch mit den Eltern und den behandelnden Ärztinnen und Ärzten bzw. Psychotherapeutinnen und Psychotherapeuten, um eine genaue Differenzierung zwischen unwillkürlichen Tics und kontrollierbarem Verhalten vornehmen zu können.

2 **Helfen Sie, dass die Schülerin bzw. der Schüler mit ihren bzw. seinen Tics von der Klasse akzeptiert wird.** Wenn die Tics deutlich ausgeprägt sind und von jedermann bemerkt werden, ist es meist hilfreich, die Problematik in der Klasse anzusprechen. Machen Sie deutlich, dass es sich dabei um eine körperliche Einschränkung handelt, ähnlich wie beispielsweise eine Kurz- oder Weitsichtigkeit, die vermutlich andere Kinder der Klasse haben. Werben Sie dafür, dass Klassenkameradinnen und Klassenkameraden die Schülerin bzw. den Schüler unterstützen und begründen Sie Sonderregelungen für die Schülerin bzw. den Schüler, falls diese notwendig sind. Helfen Sie damit der Schülerin bzw. dem Schüler, in der Klasse akzeptiert zu werden, auch mit Tics, in dem Sie mit der Klasse generelle Themen wie Integration, Miteinander und Anderssein behandeln, um die Klassengemeinschaft zu fördern. Sprechen Sie sich unbedingt mit den Eltern und der Schülerin bzw. dem Schüler ab, bevor Sie dies mit der Klasse thematisieren.

3 **Fördern Sie die Schülerin bzw. den Schüler entsprechend ihrer bzw. seiner Neigungen und Begabungen.** Kinder und Jugendliche mit Tics sind in der Regel kognitiv nicht beeinträchtigt. Betroffene Kinder und Jugendliche sollten wie andere Schülerinnern und Schüler auch, ihren Neigungen und Begabungen entsprechend gefördert werden, auch wenn dies sicherlich oftmals anstrengender und mühevoller ist als bei gesunden Kindern. Viele betroffene Kinder und Jugendliche kommen im Erwachsenenalter relativ gut zurecht, sind verheiratet und haben eigene Kinder.

In Deutschland und in den USA gibt es einige prominente Personen aus dem Bereich der Chirurgie, des Sports, der Musik und der Pädagogik sowie aus anderen beruflichen Bereichen, die von Tics betroffen sind. Diese beruflichen Möglichkeiten sollten Kindern und Jugendlichen also nicht vorschnell genommen werden. Hierzu zählt auch, dass mehrheitlich eine Regelbeschulung möglich ist. In Einzelfällen können Internate oder Privatschulen mit besonders kleinen Klassen vorteilhaft sein.

4 **Ermöglichen Sie eine entspannte Lernatmosphäre.** Die Aufforderung „Lass das!" bewirkt zumeist genau das Gegenteil. Versuchen Sie daher, in der Klasse eine angenehme und entspannte Atmosphäre zu schaffen. Dies wird eher zu einer Symptomreduktion führen als die Androhung von Bestrafungen. Es ist wünschenswert, dass ein „tolerables" Maß an Tics von allen in der Klasse als „normal" akzeptiert wird und zu keinerlei Reaktion mehr führt. Bei starken, nicht mehr kontrollierbaren Tics sollte das Kind den Klassenraum kurzzeitig verlassen dürfen. Ein Kind, das wegen seiner Tics stark gehänselt wird, wird in der Schule alles versuchen, um die Tics zu unterdrücken. Solch ein Zustand kann fälschlicherweise als günstig eingeschätzt werden, da nun der Unterricht nicht mehr gestört wird. Für das von einem Tic betroffene Kind kann dies jedoch bedeuten, dass es sich in der Schule nur mit der Unterdrückung der Tics „beschäftigt", dem Unterricht nur noch schlecht folgen kann und zu Hause zunächst viel Zeit mit dem „Aus-ticen" und Nacharbeiten von Schulinhalten verbringen muss.

5 **Achten Sie auf zusätzliche Probleme.** Schülerinnen und Schüler mit Tic-Störungen entwickeln gehäuft zusätzliche psychische Probleme, die auch in der Schule auftreten können. Am häufigsten sind Aufmerksamkeitsdefizit-/Hyperaktivitätsstörungen (ADHS) mit starker Impulsivität, Unaufmerksamkeit oder Unruhe sowie zwanghaftes Verhalten, sozialer Rückzug, Depressivität und Ängste, mitunter auch umschriebene Lernstörungen. Pädagogische Hilfen für die Kinder und Jugendlichen bei diesen Problemen können auch dazu beitragen, die Tic-Symptomatik zu verringern.

6 **Bieten Sie zusätzliche Hilfestellungen während des Unterrichts.** Blinzel-Tics, Tics mit Verdrehen der Augen oder Armschleuder-Tics können gelegentlich so stark ausgeprägt sein, dass hierdurch Lesen und Schreiben beeinträchtigt sind. Das betroffene Kind sollte dann entsprechend mehr Zeit zum Lösen von Aufgaben erhalten. In solchen Fällen kann auch eine medikamentöse Behandlung notwendig sein. Vokale Tics stören den Unterricht dann, wenn sie laut und häufig auftreten. Auch hier gelten die oben gegebenen Anregungen. Leisere Ge-

räusche oder Wörter sollten – soweit möglich gar nicht beachtet werden. Von Tics betroffene Kinder müssen manchmal laut fluchen und obszöne Wörter sprechen. Auch diese Tics sind unwillkürlich und sollten nicht zu Bestrafungen führen. Bei vokalen Tics, die das flüssige Sprechen behindern (z. B. durch Wortwiederholungen, ständige Geräusche oder häufiges Aussprechen von obszönen Wörtern) sollten vornehmlich schriftlich zu lösende Aufgaben gegeben werden. Ist das laute Vorlesen durch vokale Tics erschwert, sollte das Kind hierzu nicht gezwungen werden. Gelegentlich können schon einfache Hilfen, wie z. B. das Lesen mit einem Lineal oder mit Unterstützung des Fingers, eine Symptomreduktion erzielen.

7 **Ermöglichen Sie der Schülerin bzw. dem Schüler, wenn nötig den Unterricht zu verlassen**. Einfache motorische Tics – also kurze Bewegungen – stören den Unterricht häufig nicht. Selten treten komplexe Tics mit Hüpfen oder Springen auf. In solchen Fällen sollte der Schülerin bzw. dem Schüler die Möglichkeit gegeben werden, sich von Zeit zu Zeit „auszuticen“ oder Entspannungsübungen zur Stressreduktion durchzuführen. Hierzu können die Pausen dienen, eventuell sind aber zusätzliche Unterrichtsunterbrechungen notwendig. Das betroffene Kind sollte hierzu das Klassenzimmer verlassen und einen Raum aufsuchen können, wo es sich ungestört und unbeobachtet fühlt. Es ist von Vorteil, wenn die Schülerin bzw. der Schüler in der Nähe der Tür sitzt, so dass ihr bzw. sein Weg zur „Tic-Pause“ von den anderen nicht störend wahrgenommen wird. Vereinbaren Sie mit dem Kind ein bestimmtes Zeichen, bei dem es rausgehen kann.

8 **Ermöglichen Sie der Schülerin bzw. dem Schüler, wenn nötig Klassenarbeiten in einem anderen Raum zu schreiben.** Sollten laute vokale Tics oder komplexe motorische Tics bestehen, kann es sinnvoll sein, die Schülerin bzw. den Schüler Klassenarbeiten in einem separaten Raum schreiben zu lassen. So stört sie bzw. er andere Schülerinnen und Schüler nicht und kann sich selbst ungezwungen verhalten und ganz auf die Arbeit konzentrieren. Tics nehmen meist unter Belastung, Anspannung oder Stress zu. Manche Betroffene können ihre Tics aber auch besonders gut kontrollieren, wenn sie gefordert werden.

9 **Unterstützen Sie die Schülerin bzw. den Schüler bei der Verbesserung der Selbstkontrolle.** Die Tics zu kontrollieren, d.h. sie beispielsweise im Unterricht völlig zu unterdrücken oder sie in der Stärke abzumildern erfordert sehr viel Kraft und Anstrengung. Manchen Betroffenen gelingt das dennoch recht gut, anderen fällt es jedoch viel schwerer und es gibt auch Betroffene, die ihre Tics überhaupt nicht kontrollieren können. Die Bemühungen zur Tic-Kontrolle können die schulische Leistungsfähigkeit beeinträchtigen. Es ist daher im Einzelfall mit der Schülerin bzw. dem Schüler und gegebenenfalls auch mit den behandelnden Ärztinnen und Ärzten bzw. Psychotherapeutinnen und Psychotherapeuten zu besprechen, was die beste Strategie ist.

Wenn es sinnvoll ist, die Tic-Kontrolle in der Schule zu stärken, dann sollten Sie das betroffene Kinder dabei unterstützen, und es positiv bestärken, wenn Sie erkennen, dass es die Tics zumindest teilweise kontrollieren kann oder es sich darum bemüht.

7.4 Was können Ärztinnen und Ärzten bzw. Psychotherapeutinnen und Psychotherapeuten tun?

Sowohl bei der Diagnostik als auch der Therapie ist es wichtig, Ärztinnen oder Ärzte zu konsultieren, da nur sie andere körperliche Ursachen für die auffälligen Bewegungen ausschließen und die Notwendigkeit einer medikamentösen Therapie einschätzen können. Fachärztinnen oder Fachärzte für Kinder- und Jugendpsychiatrie und Kinderneurologie haben dafür die beste spezifische Ausbildung.

Auch wenn die Tics Ihres Kindes leicht ausgeprägt sind und noch nicht länger als ein halbes Jahr bestehen, kann es sinnvoll sein, dass Sie Ihr Kind zu einer diagnostischen Abklärung vorstellen und ein orientierendes Beratungsgespräch aufsuchen. Hierbei geht es speziell darum, Ihre und die Fragen Ihres Kindes zu beantworten. Gemeinsam mit Ihnen und Ihrem Kind wird die Fachkraft überlegen, wie die Situation einzuschätzen ist und welche Diagnostik eventuell sinnvoll ist. Ein erstes gemeinsames Vorgehen kann besprochen werden. Dies beinhaltet meist den Umgang mit dem Kind und seinen Tics sowie eine gezielte Beobachtung des weiteren Verlaufs der Tics.

Wenn die Tics Ihres Kindes stärker ausgeprägt sind und länger bestehen, dann sollten Sie weitere professionelle Hilfe aus dem Bereich Medizin oder Psychotherapie in Anspruch nehmen. Eine Psychotherapie kann sowohl von ärztlichen als auch von psychologischen Psychotherapeutinnen oder Psychotherapeuten durchgeführt werden. Wenn Sie nichtärztliche Psychotherapeutinnen oder Psychotherapeuten aufsuchen, dann muss zusätzlich eine Ärztin oder ein Arzt andere organische Erkrankungen ausschließen und überprüfen, welchen Stellenwert die medikamentöse Behandlung zur Linderung der Tics haben soll.

Im Bereich der Kinder- und Jugendlichenpsychotherapie finanzieren gesetzliche Krankenkassen zwei verschiedene Arten von Psychotherapie: die tiefenpsychologisch fundierte Psychotherapie und die Verhaltenstherapie. Bei der Behandlung von Tic-Störungen hat sich neben der medikamentösen Therapie nur die Verhaltenstherapie bewährt.

Nach einer ausführlichen Untersuchung und Befragung ist es wichtig, dass folgende Punkte mit Ihnen geklärt werden:

- Ist eine Behandlung der Tic-Symptomatik notwendig und ist eine Behandlung möglicherweise anderer psychischer Störungen oder Probleme erforderlich?
- Ist zunächst ein medikamentöser Behandlungsversuch oder zunächst ein verhaltenstherapeutischer Behandlungsversuch sinnvoll?
- Oder ist eine Kombinationsbehandlung bestehend aus medikamentöser Therapie und Verhaltenstherapie sinnvoll?

Eine Entscheidung über eine medikamentöse Therapie kann nur die Ärztin oder der Arzt nur gemeinsam mit Ihnen treffen. Die Kriterien für eine medikamentöse Therapie werden im Kapitel 7.5 behandelt.

Ein verhaltenstherapeutischer Behandlungsversuch wird eher dann empfohlen, wenn die Tics länger als sechs Monate bestehen und eher eine mittlere Intensität haben oder wenn die Symptomatik aus wenigen Tics besteht. Wenn eine sehr schnelle Symptomreduktion als notwendig erachtet wird, dann eignet sich Verhaltenstherapie meist nicht als erstes Behandlungsverfahren. Eine Kombination aus medikamentöser und Verhaltenstherapie wird meist dann empfohlen, wenn eine der beiden Einzeltherapien nicht einen hinreichenden Behandlungserfolg erbracht hat.

Psychotherapeutinnen und Psychotherapeuten werden, bevor sie eine Therapie durchführen, mit Ihnen die Ziele und Problemlage detailliert besprechen; Ihr Kind wird zu Beginn psychodiagnostisch untersucht. Hierbei ist es wichtig, abzuklären, ob es neben den Tics noch weitere Auffälligkeiten gibt. Die Problemlösung, die mit Ihnen und Ihrem Kind schrittweise erarbeitet wird, kann in wöchentlich stattfindenden Sitzungen mit Ihrem Kind umgesetzt werden. Im Regelfall ist Ihre aktive Mitarbeit für den Erfolg einer Kinderpsychotherapie zentral. In manchen Fällen – vor allem bei Vorschulkindern – wird die Therapeutin bzw. der Therapeut mit Ihnen intensiver arbeiten als mit Ihrem Kind. Therapeutinnen und Therapeuten werden versuchen, die allgemeinen Prinzipien, die in diesem Ratgeber aufgeführt sind, mit Ihnen und Ihrem Kind gemeinsam auf Ihre Situation anzuwenden. Je nachdem, welche Problematik im Vordergrund steht, wird die Therapie sich auf verschiedene Ziele konzentrieren:

- auf eine Reduktion der Tics mithilfe einer sogenannten Reaktionsumkehrbehandlung oder mit Entspannungsverfahren zur Stressreduktion;
- auf die Reduktion anderer psychischer Störungen oder Probleme, die möglicherweise im Vordergrund stehen oder die zu einer Aufrechterhaltung der Tic-Symptomatik beitragen;
- auf eine Bewältigung von Problemen, die durch die Tics ausgelöst werden.

Das Training der Reaktionsumkehr (englisch: Habit Reversal-Training) ist ein mittlerweile gut erforschter, verhaltenstherapeutischer Behandlungsansatz. Die Betroffenen lernen ihre eigenen Tics zu beobachten und nach Möglichkeit das Vorgefühl, den Tic-Impuls wahrzunehmen. In den nächsten Behandlungsschritten werden Entspannungsübungen durchgeführt und sogenannte Gegenbewegungen eingeübt. Letztere sollen immer dann eingesetzt werden, wenn sich Tics durch ein Vorgefühl ankündigen. Dadurch soll die Ausführung der Tics verhindert und langfristig sollen auch die Tic-Impulse abgebaut werden.

Eine solche Verhaltenstherapie kann eine Reduzierung der Tic-Symptomatik bewirken sowie eine bessere Bewältigung der mit den Tics einhergehenden Probleme. Eine völlige Tic-Freiheit kann leider nicht immer erwartet werden. Häufig sind Betroffene mit ungünstigen Reaktionen anderer Personen konfrontiert und es kann zu einem sozialen Rückzug kommen. Ein wichtiger Punkt ist daher, mit Kindern und Jugendlichen sowie deren Angehörigen einen guten Umgang mit ungünstigen Reaktionen zu erarbeiten, so dass die

Kinder und Jugendlichen lernen, selbstsicher mit ihren Tics umzugehen und sich nicht weiter zurückzuziehen.

7.5 Sind Medikamente hilfreich?

Die positive Wirkung einer medikamentösen Therapie von Kindern und Jugendlichen mit Tics ist gut belegt; sie ist auch die am schnellsten wirksame Behandlungsmaßnahme bei Tic-Störungen und kann langfristig erfolgen. Manchmal können Medikamente eine wesentliche Voraussetzung dafür sein, dass andere Behandlungsformen erfolgreich eingesetzt werden können. Nicht wenige Betroffene kommen mit Medikamenten so gut zurecht, dass neben einer regelmäßigen Kontrolle und einer Beratung keine weiteren Maßnahmen notwendig sind. Allerdings führen die Medikamente oft nicht zur erwünschten „völligen" Symptomfreiheit. Wie die anderen Therapieverfahren haben sie dies auch nicht unbedingt zum Ziel – vielmehr ist eine Reduktion der Tics auf ein Maß anzustreben, welches dem Betroffenen erlaubt, ein zufriedenes und erfolgreiches, das heißt ein gelingendes Leben zu führen.

Eine medikamentöse Therapie wird meist dann erwogen, wenn nur gering ausgeprägte begleitende Auffälligkeiten wie eine ADHS und wenn die Tics länger als sechs Monate bestehen, eine hohe Intensität haben und den Betroffenen so sehr beeinträchtigen, dass er eine Linderung wünscht. Am erfolgreichsten ist die Therapie mit Medikamenten, welche die Dopamin-Überfunktion reduzieren, die den Tic-Störungen zugrunde liegt. In Deutschland und Europa wird an erster Stelle das Medikament mit der Wirksubstanz *Tiaprid* empfohlen: sollte dies nicht ausreichend wirken, kann auf *Aripiprazol* gewechselt werden. Nur seltenen führt keines der beiden Medikamente zu einer ausreichenden Reduktion der Tics. Ist dies der Fall, sollte ein Spezialist für Tic-Störungen aufgesucht werden. Dieser könnte Sulpirid, Risperidon, Pimozid, Haloperidol oder andere Medikamente einsetzen.

Die Dosis, die notwendig ist, um eine optimale Kontrolle der Symptome zu erreichen, variiert von Betroffenem zu Betroffenem und muss mit ihm und seiner Familie gut auf seine individuellen Bedürfnisse und mögliche begleitende Auffälligkeiten abgestimmt werden. Für die behandelnde Ärztin bzw. für den behandelnden Arzt ist es dabei sehr wichtig, von Lehrkräften, Eltern und Betroffenen rechtzeitig über mögliche Nebenwirkungen informiert zu werden. Die Medikamente werden in niedrigen Anfangsdosen verabreicht, um mit einer allmählichen Erhöhung der Menge den Punkt zu finden, an dem die beste Wirkung mit geringsten Nebenwirkungen erreicht wird. In der Regel werden die Medikamente für mindestens ein Jahr eingenommen, da beim individuell schwankenden Verlauf der Tics nur so eine ausreichend sichere Einschätzung der Wirksamkeit möglich ist. In Absprache mit der behandelnden Ärztin bzw. dem behandelnden Arzt können Auslassversuche (bitte immer ausschleichend) in jährlichen Abständen unternommen oder die Medikation langsam ganz ausgeschlichen werden. Änderungen in der Medikation müssen immer in Absprache mit den behandelnden Ärztinnen und Ärzten erfolgen.

Eine medikamentöse Behandlung der Tic-Symptomatik kann deren Reduzierung bewirken sowie eine Reduzierung anderer, mit den Tics einhergehender Probleme. Eine völlige Tic-Freiheit kann leider auch hier nicht immer erwartet werden. Wie bei vielen anderen Störungen ist nach aktuellem Wissensstand keine Heilung möglich, in dem Sinne, dass die Medikamente die Ursachen der Störung beheben.

Alle verfügbaren Medikamente sind nicht frei von Nebenwirkungen. Daher müssen der Nutzen und mögliche unerwünschte Nebenwirkungen im Einzelfall gegeneinander abgewogen werden. Die Wirkung ist nicht bei allen Betroffenen gleich. Daher kann im Vorhinein nie mit Gewissheit gesagt werden, ob und welche Nebenwirkungen eintreten werden und wie wirksam das Medikament sein wird. Einige unerwünschte Reaktionen auf die Medikamente können Appetitanregung mit Gewichtszunahme, Müdigkeit oder leichte motorische Unruhe sein. Die meisten dieser Beschwerden werden nach der Phase der Eindosierung deutlich weniger oder verschwinden ganz. Sollte dies nicht passieren, lassen sie sich oft durch Zurücknehmen der Dosierung verringern oder zum Verschwinden bringen. Zu den selteneren Nebenwirkungen gehören auch Lustlosigkeit, Depressivität und die Neigung, sich zurückzuziehen. Auch hier wird eine Verminderung der Dosierung oder ein Wechsel des Medikaments aus den Schwierigkeiten herausführen.

Neben den Eltern und den Betroffenen selbst können systematische Beobachtungen durch Lehrkräfte Auskunft über Nutzen und Nebenwirkungen der Medikamente geben. Meist treten Nebenwirkungen nur zu Beginn der Behandlung auf und lassen später nach. Die Eltern sollten die Lehrkräfte ihres

Kindes darum bitten, sie oder die behandelnde Ärztin bzw. den behandelnden Arzt zu informieren, falls in der Schule Probleme (z. B. Lernschwierigkeiten, Müdigkeit, Lustlosigkeit, Konzentrationsminderung) auftreten, die durch Medikamente verursacht sein könnten. Falls bei einem Kind mit Tic-Störung noch weitere beeinträchtigende psychische Probleme bestehen (z. B. zwanghafte Verhaltensweisen, ADHS) ist in der Regel eine genau abgestimmte Kombination von Medikamenten hilfreich. Dabei kann die Behandlung weiterer psychischer Probleme auch dazu führen, dass sich die Tics soweit reduzieren, dass deren medikamentöse Behandlung nicht mehr notwendig ist.

7.6 Welche anderen Hilfen gibt es?

Selbsthilfegruppen

Ein Zusammenschluss von Eltern betroffener Kinder in einer Selbsthilfegruppe kann eine wichtige Stütze sein. Mittlerweile haben sich solche Selbsthilfegruppen bundesweit etabliert. Mögliche Anlaufstellen sowie weitere allgemeine Informationen und neue Nachrichten zu Tics können Sie unter https://tourette-gesellschaft.de/oder www.iv-ts.de erhalten. Vor allem für Eltern kann es sehr entlastend sein, sich auszutauschen und Hilfe zu bekommen. Manche Betroffene sind an einem Austausch mit anderen interessiert, andere haben allerdings Bedenken, sich dabei die Tics der anderen selbst anzueignen, und scheuen daher vor einem Kontakt zurück. Beide Selbsthilfeverbände veröffentlichen überdies nicht nur eine Zeitschrift für Eltern und Betroffene, die in regelmäßigen Abständen über aktuelle Themen informiert, sondern geben auch Broschüren und Hefte zu speziellen Themen heraus.

Logopädie, Physiotherapie, Psychomotorik, Mototherapie und Ergotherapie

Diese Ansätze werden manchmal ebenfalls zur Behandlung von Tic-Störungen oder eher zur Behandlung von Begleitproblemen eingesetzt. Bei Kindern mit einer Tic-Störung und begleitenden Sprech- und Sprachstörungen, die etwa zusätzlich zu ihren vokalen Tics stottern, kann Logopädie die Sprechstörung vermindern. Dies könnte beispielsweise zusätzliche Belastungen minimieren, was sich positiv auf die Tic-Symptomatik auswirken kann. Manche Tics können zu Verspannungen im Rückenbereich führen, so dass eine zusätzliche Physiotherapie oder Massage Schmerzen vermindern kann. Kinder, die zusätzlich Probleme in der Motorik zeigen, können von Psychomotorik, Mototherapie oder Ergotherapie profitieren. Zu einer reinen symptomzentrierten Behandlung der Tics sind die gerade beschriebenen Ansätze allerdings nicht hilfreich.

Neurofeedback

Neurofeedback ist eine Methode, bei der für das Kind bestimmte Merkmale seines Hirnstrombildes (EEG) auf einem Computerbildschirm sichtbar gemacht werden, beispielsweise in Form eines Luftballons, der sich bewegt. Das Kind lernt, mithilfe seiner Hirnströme die Größe, Farbe oder Flugrichtung des Luftballons zu beeinflussen. Mittels Neurofeedback wurden in ersten Studien bereits positive Ergebnisse erzielt. Allerdings befindet sich das Verfahren gegenwärtig noch im experimentellen Stadium und kann noch nicht generell zur Linderung der Tics empfohlen werden.

Homöopathie und Osteopathie

In einzelnen Fällen wurde von lindernden Effekten solcher Behandlungsformen berichtet. Allerdings gibt es bisher keine Studien, die eine Behandlung der Tic-Symptomatik systematisch untersucht haben. Auch ist die Wirkungsweise bisher völlig unklar. Es ist also große Zurückhaltung geboten.

Anhang

Zitierte Literatur

Döpfner, M., Frölich, J. & Wolff Metternich-Kaizman, T. (2019). *Ratgeber ADHS. Informationen für Betroffene, Eltern, Lehrer und Erzieher zu Aufmerksamkeitsdefizit-/Hyperaktivitätsstörungen* (3. Aufl.). Göttingen: Hogrefe.

Goletz, H., Roessner, V. & Döpfner, M. (2020). Ratgeber Zwangsstörungen. *Informationen für Betroffene, Eltern, Lehrer und Erzieher*. Göttingen: Hogrefe.

Döpfner, M., Roessner, V., Woitecki, K. & Rothenberger, A. (2010). *Tic-Störungen* (Leitfaden Kinder- und Jugendpsychotherapie). Göttingen: Hogrefe.

Weiterführende Literatur

Informationen für Betroffene

Döpfner, M., Frölich, J. & Wolff Metternich-Kaizman, T. (2019). *Ratgeber ADHS. Informationen für Betroffene, Eltern, Lehrer und Erzieher zu Aufmerksamkeitsdefizit-/Hyperaktivitätsstörungen* (3. Aufl.). Göttingen: Hogrefe.

Scholz, A. & Rothenberger, A. (2006). *Mein Kind hat Tics und Zwänge. Erkennen, verstehen und helfen beim Tourette-Syndrom* (3. Aufl.). Göttingen: Vandenhoeck & Ruprecht.

Unter https://tourette-gesellschaft.de/infomaterial/sowie unter https://iv-ts.de/ können verschiedene Broschüren (im pdf-Format) zum Thema Tics und Tourette-Syndrom kostenlos heruntergeladen werden.

Deutschsprachige Fachliteratur

Buse, J., Wolff, N. & Roessner, V. (2023). Tic-Störungen. In A.M. Kaindl (Hrsg.), *Neuropädiatrie*. (6. Aufl., S. 821-826). Bremen: UNI-MED.

Döpfner, M. (2019). Tic-Störungen. In S. Schneider & J. Margraf (Hrsg.), *Lehrbuch der Verhaltenstherapie* (Band 3: Störungen im Kindes- und Jugendalter, S. 659-667). Heidelberg: Springer.

Döpfner, M. & Roessner, V. (2021). Tourette- und Tic-Störungen in Kindheit und Jugend. In J.M. Fegert, F. Resch, P. Plener, M. Kaess, M. Döpfner, K. Konrad & T. Legenbauer (Hrsg.), *Psychiatrie und Psychotherapie des Kindes- und Jugendalters* (online). Heidelberg: Springer.

Döpfner, M., Roessner, V., Woitecki, K. & Rothenberger, A. (2010). *Tic-Störungen.* (Leitfaden Kinder- und Jugendpsychotherapie). Göttingen: Hogrefe.

Müller-Vahl, K. (2023). *Tourette-Syndrom und andere Tic-Störungen* (3. Aufl.) Berlin: MWV Medizinisch Wissenschaftliche Verlagsgesellschaft.

Roessner, V., Schoenfeld, K., Buse, J. & Rothenberger, A. (2012). Therapie der Tic-Störungen. *Zeitschrift für Kinder- und Jugendpsychiatrie und Psychotherapie, 40,* 217-236. https://doi.org/10.1024/1422-4917/a000176

Roessner, V. & Rothenberger, A. (2024). Tic-Störungen. In M. Gerlach, C. Mehler-Wex, S. Walitza, A. Warnke, C. Wewetzer. (Hrsg.). *Neuro- und Psychopharmaka im Kindes- und Jugendalter* (4. Aufl.; S. 761–775). Heidelberg: Springer.

Woitecki, K. & Döpfner, M. (2020). Tic-Störungen. In M. Döpfner, M. Hautzinger & M. Linden (Hrsg.), *Verhaltenstherapiemanual: Kinder und Jugendliche* (S. 305–308). Heidelberg: Springer.

Woitecki, K. & Döpfner, M. (2015). *Therapieprogramm für Kinder und Jugendliche mit Tic-Störungen (THICS).* Göttingen: Hogrefe.

Woitecki, K., Döpfner, M. & Viefhaus, P. (2023). Tic-Störungen. In J. Asbrand & J. Schmitz (Hrsg.), *Lehrbuch Klinische Kinder- und Jugendpsychologie und Psychotherapie* (S. 261–277). Stuttgart: Kohlhammer.

Wolff, N., Hebebrand, J. & Roessner, V. (2020). Tics und motorische Stereotypien. In H. Remschmidt & K. Becker (Hrsg.), *Kinder- und Jugendpsychiatrie und Psychotherapie.* (7. Aufl., S. 186–193). Stuttgart: Thieme.

Hilfreiche Adressen

- https://tourette-gesellschaft.de/
  (Tourette-Gesellschaft Deutschland e.V.)
- https://iv-ts.de/
  (InteressenVerband Tic & Tourette Syndrom [IVTS] e.V.)

Buchtipps

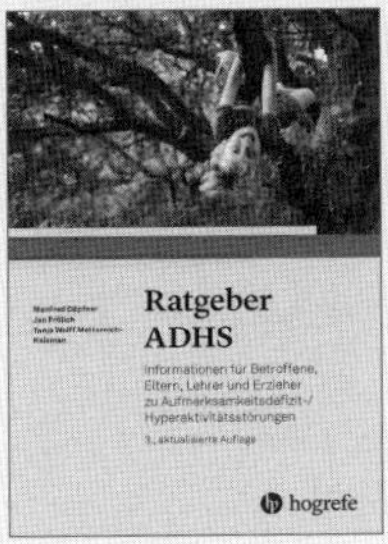

M. Döpfner et al.

Ratgeber ADHS

Informationen für Betroffene, Eltern, Lehrer und Erzieher zu Aufmerksamkeitsdefizit-/ Hyperaktivitätsstörungen

Reihe: Ratgeber Kinder- und Jugendpsychotherapie, Band 1

Aufmerksamkeits- und Konzentrationsschwächen, impulsives Verhalten sowie körperliche Unruhe sind Kennzeichen von Kindern und Jugendlichen mit einer ADHS. Die Neuauflage informiert über die Erscheinungsformen, die Ursachen, den Verlauf und die Behandlungsmöglichkeiten.

*3., aktual. Auflage 2019, 56 Seiten, Kleinformat, € 7,95 (DE)/€ 8,20 (AT)/ CHF 11.90, ISBN 978-3-8017-3015-4**

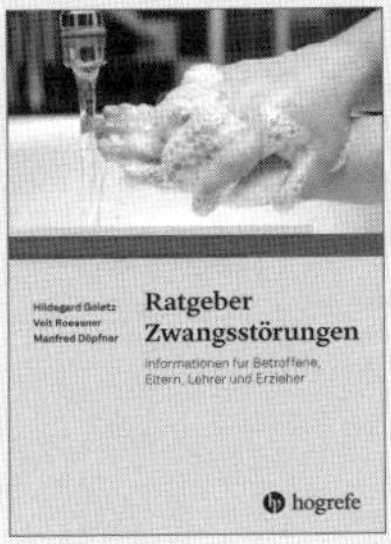

H. Goletz/V. Roessner/ M. Döpfner

Ratgeber Zwangsstörungen

Informationen für Betroffene, Eltern, Lehrer und Erzieher

Reihe: Ratgeber Kinder- und Jugendpsychotherapie, Band 25

Der Ratgeber informiert über die Symptomatik, die Ursachen und Behandlungsmöglichkeiten von Zwangsstörungen im Kindes- und Jugendalter. Zudem gibt er Jugendlichen Tipps zur Selbsthilfe.

*2020, 66 Seiten, Kleinformat, € 9,95 (DE)/€ 10,30 (AT)/ CHF 14.50, ISBN 978-3-8017-2646-1**

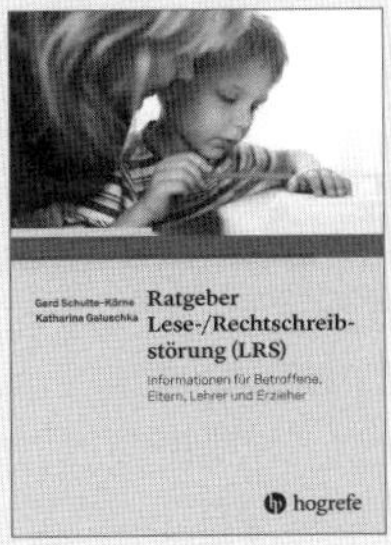

G. Schulte-Körne/ K. Galuschka

Ratgeber Lese-/ Rechtschreibstörung (LRS)

Informationen für Betroffene, Eltern, Lehrer und Erzieher

Reihe: Ratgeber Kinder- und Jugendpsychotherapie, Band 26

Der Ratgeber informiert über die Symptomatik, die Ursachen, die Diagnostik sowie die Präventions- und Fördermöglichkeiten bei einer Lese- und/ oder Rechtschreibstörung. Zudem gibt er Jugendlichen Tipps zur Selbsthilfe.

*2019, 86 Seiten, Kleinformat, € 9,95 (DE)/€ 10,30 (AT)/ CHF 14.50, ISBN 978-3-8017-2722-2**

** Dieser Titel ist auch als eBook erhältlich.*

www.hogrefe.com

hogrefe

Buchtipps

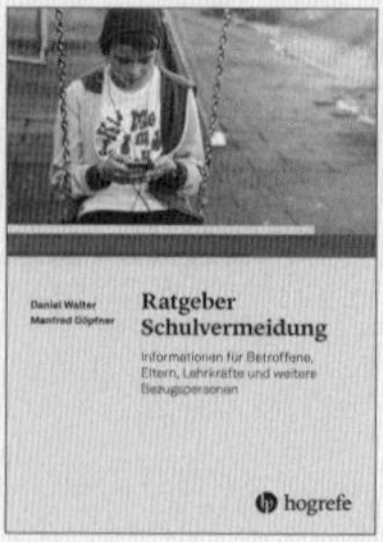

D. Walter / M. Döpfner

Ratgeber Schulvermeidung

Informationen für Betroffene, Eltern, Lehrkräfte und weitere Bezugspersonen

Reihe: Ratgeber Kinder- und Jugendpsychotherapie, Band 29

Der Ratgeber informiert über Symptomatik, Ursachen und Behandlungsmöglichkeiten von Schulvermeidung bei Kindern und Jugendlichen. Zudem werden Empfehlungen gegeben, was Eltern, Lehrkräfte, aber auch die Betroffenen selbst tun können und welche Hilfen es gibt.

*2021, 52 Seiten, Kleinformat, € 8,95 (DE) / € 9,20 (AT) / CHF 12.90, ISBN 978-3-8017-2811-3**

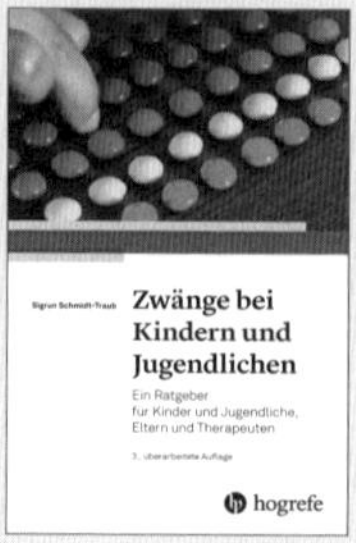

S. Schmidt-Traub

Zwänge bei Kindern und Jugendlichen

Ein Ratgeber für Kinder und Jugendliche, Eltern und Therapeuten

Die neue Auflage des Ratgebers beschreibt die Erscheinungsformen von Zwangsgedanken und Zwangshandlungen sowie die verursachenden, auslösenden und aufrechterhaltenden Bedingungen und berücksichtigt dabei aktuelle Erkenntnisse der Zwangsforschung. Anschaulich werden zudem verhaltenstherapeutische Behandlungsmöglichkeiten dargestellt.

*3., überarb. Auflage 2021, 181 Seiten, Kleinformat, € 16,95 (DE) / € 17,50 (AT) / CHF 23.90, ISBN 978-3-8017-3070-3**

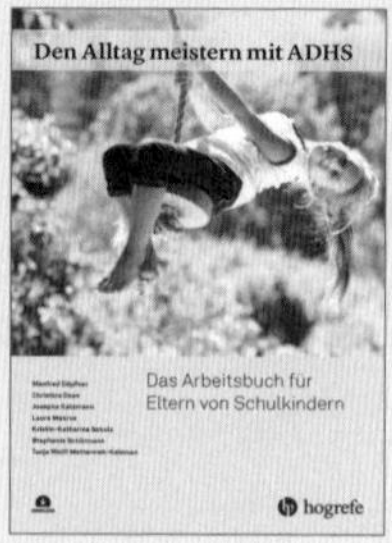

M. Döpfner et al.

Den Alltag meistern mit ADHS

Das Arbeitsbuch für Eltern von Schulkindern

Das Selbsthilfe-Arbeitsbuch bietet Eltern von Schulkindern im Alter von 6 bis 12 Jahren lösungsorientierte Hilfestellungen zum Umgang mit ADHS-Verhaltensproblemen. Anschauliche Beispiele, Protokolle und Arbeitsblätter helfen dabei, die konkreten Handlungsempfehlungen im Alltag umzusetzen.

2021, 168 Seiten, Großformat, inkl. Online-Materialien, € 24,95 (DE) / € 25,70 (AT) / CHF 34.50, ISBN 978-3-8017-3049-9

** Dieser Titel ist auch als eBook erhältlich.*

www.hogrefe.com

hogrefe